LE SAUVEUR

DES

ENFANTS

OU L'ART DE GUÉRIR

LES DÉVIATIONS DE L'ÉPINE DORSALE

MIS A LA PORTÉE DE TOUT LE MONDE

PAR

B. DURIER

Doyen des Gymnasiarques, Fondateur du premier gymnase civil dans Paris,
Professeur d'éducation physique
des Princes et des plus grands personnages de l'Europe.

QUARANTE-CINQ ANNÉES DE PRATIQUE ET D'EXPÉRIENCES

RÉSULTATS AUTHENTIQUES

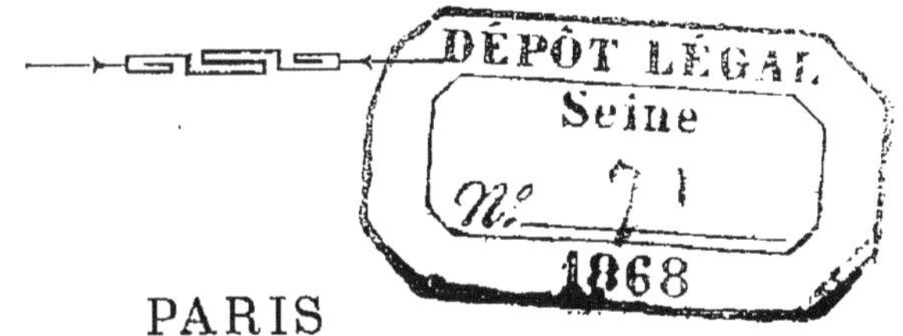

PARIS

CHEZ CHARLET, ÉDITEUR

47, FAUBOURG-MONTMARTRE, 47

1867

INTRODUCTION

Lorsque pour la première fois, un homme vient livrer son nom à la publicité pour traiter des questions d'intérêt général; pour mieux recommander son présent, nous pensons, qu'il doit commencer par faire le loyal inventaire de son passé.

Aussi, pour cette partie du public, de laquelle je n'ai pas encore l'honneur d'être connu et à laquelle il me faut apporter des garanties relatives au degré de confiance que j'attends d'elle, je me vois à regret dans l'absolue nécessité, de parler particulièrement mais brièvement de moi, quand j'ai pour habitude de garder le silence.

En effet depuis 45 ans que j'étudie et que j'exerce, les murs de la Capitale pas plus que les feuilles publiques n'ont jamais donné mon adresse à personne, ce qui peut se traduire ainsi : pas de réclame, pas de charlatanisme.

Comment se fait-il aujourd'hui, que contrairement à mes habitudes, je me sois déterminé à me mettre en évidence, quel est le motif? le voici :

En me décidant à rompre le silence dans lequel il m'a toujours plu de me renfermer, je n'ai fait que céder aux pressantes sollicitations d'un grand nombre de mères de famille dont j'ai guéri et fortifié les enfants, et qui, par un louable sentiment d'humanité pour d'autres mères, m'ont supplié de ne pas dérober au bien public, en le gardant pour moi seul, mon secret sur l'art de guérir les déviations de la taille et de fortifier les enfants ; traité pour lequel elles se sont engagées d'avance à souscrire au nombre de 200, si je voulais consentir à le livrer à la publicité, j'ai consenti — mais, comme la publication de ce traité, qui est mon unique capital, pourrait être préjudiciable à mes intérêts sans pouvoir profiter à personne, si dès son apparition il n'est pas aussi favorablement accueilli que je suis en droit de l'espérer ; car il faut tout prévoir ; j'ai consenti seulement, à livrer au public mille exemplaires de ce traité, dans l'espoir, que ne l'ayant pas prodigué on l'appréciera davantage.

Voilà comment il se fait que je suis sorti du silence qu'il m'avait plu de garder jusqu'ici.

Comment se fait-il encore, qu'au moment de publier ce traité ; moi, doyen des gymnasiarques, qui ai fondé les premiers gymnases civils dans Paris, formé les plus intrépides professeurs, amélioré les plus mauvais systèmes sur l'éducation physique, et après de nombreux services rendus, mérité le surnom de sauveur des enfants ; comment se fait-il, dis-je, qu'à cette heure je suis encore ignoré d'une notable partie du public auquel je m'adresse aujourd'hui, quand, plus que tout autre, je devrais être connu, — voici la raison :

C'est que je n'ai jamais eu d'autre prospectus que les services que j'ai été assez heureux de rendre dans les familles qui m'ont honoré de leur confiance, et qu'après avoir fait mes preuves dans l'une d'elles, j'étais d'avance recommandé dans d'autres.

C'est ce qui fait que depuis 45 ans je passe de famille en famille comme une vieille chose à laquelle on tient.

Ainsi, je reprends les enfants des enfants dont j'ai dirigé la croissance, perfectionné les formes et consolidé la santé, et si Dieu le permet, je reprendrai les petits des petits. Voilà, lecteur, comment-il se fait que, n'ayant jamais eu besoin de publicité, mon nom ne soit, peut-être, pas encore parvenu jusqu'à vous.

Je ne saurais dire ce que la publicité aurait pu faire pour moi, si j'avais eu recours à elle; mais ce que je suis en mesure de prouver, c'est que sans elle, depuis mes débuts, c'est à dire depuis l'ouverture de mon premier gymnase dans Paris, situé hôtel du Cardinal Fesch, rue Saint-Lazare, 22,000 des plus grands noms de l'Europe sont venus se faire inscrire sur mes livres; et pour qu'aucun doute ne s'élève à cet égard, je vais en citer quelques-uns, espérant qu'ils pourront me servir de certificats de capacité et d'honorabilité.

Parmi les plus anciens on voit inscrit ceux de :

MM. les ministres Guizot, — Duchâtel, — de Montalivet, — Barthe, — Passy, — de Cubières.

Du comte d'Apony, ambassadeur d'Autriche, — de M. de Kisseleff, — du prince de Craon, — du maréchal Gérard, — du général Brune, — du général Dariule, — du général marquis d'Ornano, — du général Vincent, — du général de Préval, — du général marquis de Talon, — du général Lafond, — de M. le duc d'Aumale, — de M. le comte de Paris, — de M. le duc de Chartres, — de M. le comte d'Eu, — de M. le duc d'Alençon, — de M. le prince Philippe de Wurtemberg, — de M. le prince de Saxe-Cobourg-Gotha, — de Casimir Delavigne, — de M. le prince de la Moskova, — de M. de Saint-Aldegonde, — du comte de Vilain XIV, — du duc de la Trémouille, — de M. de la Ferté, — de M. de la Ferronnay, — de M. Delessert, — du comte de Mortemart, — de M. de Cambacérès, — du marquis de Girardin, — du marquis de Lauriston, — du docteur Sichel, — du marquis d'Osmont.

Des banquiers Hottinguer, — Sanson Davilliers, — Théodore Davilliers, — Emile Pereyre, — Mallet, — Fould, — Gustave de Rothschild, — Alphonse de Rothschild, — Salomon de Rothschild, — Bayfous de Rothschild, — Antony de Rothschild, — Anselme de Rothschild, — Lionel de Rothschild, etc., etc.

Voilà, lecteur, un échantillon des noms illustres qui, avant 1848, composait la clientèle qui m'a fait ce que je suis.

Et si maintenant vous voulez avoir la preuve que, depuis 1848, la faveur publique ne m'a pas fait défaut, il me suffira, entre autres noms, de citer ceux de

MM. les princes de Beauveau, — du prince Radziwill, — de l'ambassadeur d'Espagne, — de l'ambassadeur des Pays-Bas, — de M. le comte de Mérode, — du marquis Aguado, — du duc de Mouchy, — du duc de Forly, — du prince Poniatowski, — du prince Czartoriska, — du comte de Galve, — de M. de Saint-Pierre, — du baron de Sébach, — du comte de Komar, — du baron de Clary, — du prince Murat, etc., etc.

Quand un homme a le rare bonheur de pouvoir recommander son passé par le témoignage de noms aussi honorables, nous croyons pouvoir dire qu'il a du même coup garanti son présent.

L'ART DE PRÉVENIR ET DE GUÉRIR

LES

DÉVIATIONS DE L'ÉPINE DORSALE

MIS A LA PORTÉE DE TOUT LE MONDE.

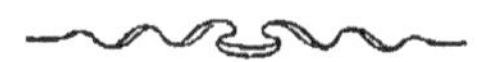

Avant d'entrer directement en matière sur cette providentielle découverte, nous prierons le lecteur de vouloir bien nous permettre de lui signaler en passant une des causes principales de l'amoindrissement de la santé publique, source naturelle de l'augmentation des vices de conformation.

Le plus vrai, comme le plus durable de tous les bonheurs ici-bas, c'est l'amour maternel satisfait.

Quand le fils est grand et fort, quand la fille est droite et belle, le cœur de la mère est en fête ; il jouit du présent, il sourit à l'avenir, et la vie est heureuse.

Mais lorsqu'au lieu de ce réel bonheur qui prend sa source dans la santé des siens, la mère voit s'abattre sur le résumé de ses affections, les maladies et la douleur, la vie alors pour son âme attristée n'est plus qu'un long bail de souffrance, et par malheur c'est ce bail fatal qui le plus souvent vient échoir en partage à la pauvre mère.

A la pauvre mère, qui, ayant passé sa vie à rêver l'idéal pour ses enfants, les voit tout à coup affligés de maux qui l'obligent à cacher à tous les yeux ce qu'elle aurait tant aimé à pouvoir mettre en évidence, et qu'elle considérait comme le paradis de sa vieillesse, hélas ! paradis perdu !

Ce préambule nous amène tout naturellement à nous faire cette question : Comment peut-il se faire que des enfants nés de parents robustes en apparence, et de la santé desquels on croirait n'avoir jamais à se préoccuper, comment se fait-il que vers le milieu de leur croissance, ces mêmes enfants se trouvent souvent tout aussi débiles et tout aussi difformes que des enfants d'origine reconnue rachitique ? — Nous allons résoudre cette question.

C'est qu'à force de décroître, nous en sommes arrivés à un degré tel, que ce n'est plus seulement la lymphe qui domine aujourd'hui la partie rouge de notre sang, c'est un principe scrofuleux qui nous tient des pieds à la tête, et n'attend souvent pour altérer la santé de nos enfants ou déformer leur corps, que la plus légère indisposition.

Si tout en les entourant de soins, il nous était permis, pendant les quinze premières années de leur jeunesse, d'élever ces frêles créatures en plein air et en pleine liberté, nous aurions quelque chance de pouvoir parvenir un jour à cicatriser cette plaie; mais malheureusement il n'en est pas ainsi, et les lois ridicules de la vie anormale que nous nous sommes imposées, s'y opposent. Aussitôt qu'un enfant peut se tenir debout et qu'il définit à peu près les objets qui l'entourent, pourvu qu'il ne soit pas alité, l'éducation morale est la seule chose qui nous préoccupe ; le corps ira comme il pourra, et d'ailleurs, quand il sera malade on mandera le médecin. Ceci décrété, pour hâter le défrichement de cette jeune intelligence, semblable à un jeune poulain qu'on attèlerait à une lourde charrue, on attèle ce pauvre oisillon au char de la science, et avant même que sur sa poitrine ou sur ses bras aucun de ses muscles ait pu faire soupçonner sa forme, on le met entre les mains de gens qui viennent s'évertuer à lui développer la cervelle; on l'envoie au collége, où le désordre commence.

En effet, on sait que cette séquestration obligatoire arrive toujours au moment où le corps de l'enfant est en train de se former, où la charpente osseuse est en plein travail, où la sève s'empare de toutes les parties du corps avec plus d'à-propos qu'à aucune autre époque de la vie.

C'est le fatal moment où ce jeune corps, qui demande l'air par tous les pores, va être obligé de comprimer sa respiration en se courbant trop longtemps sur un pupitre, qui va lui voûter les épaules et lui creuser la poitrine au lieu de l'élargir.

Sous le joug de cette détention forcée, cette jeune victime de nos errements ne peut accepter les offres qui lui sont faites par la nature, car le laps de temps que le Créateur a déterminé pour la formation et le développement de notre corps, c'est-à-dire de 7 à 20 ans, période pendant laquelle commence et s'achève sa consolidation, ce laps de temps va être employé par nous à amoindrir l'œuvre du Créateur et à entraver la marche du développement de la créature.

Car, en négligeant complétement l'éducation du corps, comme cela se fait aujourd'hui, pour forcer avant l'heure et outre mesure le développement intellectuel, nous appauvrissons les muscles aux dépens des nerfs, dont le siége est au cerveau, et qui sont eux-mêmes le siége de la pensée.

En laissant le corps dans l'inaction pour reporter entièrement le principe d'action et de vitalité sur la partie pensante, qui n'est autre que la partie nerveuse de notre système, nous faisons prédominer cette dernière dans l'organisme aux dépens de nos muscles qui s'appauvrissent, et à la place d'un robuste citoyen et d'un viril père de famille, nous avons fabriqué un homme débile, nerveux et incapable de propager son espèce sans la vicier dans le germe; car tout homme devenu nerveux n'est plus qu'un être faible, passé à l'état sensitif, ne vivant plus que d'émotions et devenu pour ja-

mais la victime permanente des moindres variations de
la température : ce sont les seuls que nous sachions
faire aujourd'hui.

Ce qui constitue la solidité de notre corps, ce sont
les muscles ; ce qui fait la qualité des muscles, c'est la
qualité du sang, et ce qui constitue la qualité du sang,
c'est la qualité des aliments, l'air, et surtout le mouvement. Le mouvement, qui seul accélère et régularise la
circulation, pour établir l'équilibre du développement
dans toutes les parties du corps.

Or, puisque de tous les agents qui concourent effica-
cement à la formation de notre corps et à la consolidation de notre santé, le mouvement est reconnu le plus
actif et le plus indispensable. Nous sommes donc forcés
de reconnaître qu'un enfant qui est renfermé dans une
classe pendant dix heures sur douze, pour y respirer un
air vicié, et qui, à la place du mouvement qui donne
la vie, est condamné à l'immobilité la plus meurtrière
à cet âge, nous sommes bien forcés, dis-je, de reconnaître que, dans de telles conditions, ce petit être,
courbé sur des livres, le sourcil contracté et le cerveau
en ébullition pour tâcher d'y caser ce qu'il ne peut
encore comprendre, va passer sa jeunesse à refouler
en lui le sang qui voudrait et ne peut circuler, la vie
qui voudrait et ne peut se produire ; la vie, enfin, qui,
faite prisonnière, lutte, se débat, s'étiole, tourne au
rachitisme, et, de guerre lasse, cède ou s'éteint faute
d'avoir pu s'embraser.

Tels sont les résultats de l'éducation mal comprise

et mal dirigée. — Et, en fin de compte, sur 50 de ces victimes offertes en holocauste à notre imprévoyante vanité, les 45 qui en réchappent ne sont autres : je ne me servirai pas du mot désobligeant, quoique juste, dont tout le monde se sert aujourd'hui pour qualifier la génération actuelle, je ne dirai pas que ce sont des *petits crevés*, — mais que ce sont des jeunes vieillards, ce qui est parfaitement exact. — Car l'homme n'est plus aujourd'hui que la pâle caricature de ce que Dieu, en le créant, voulait qu'il fût.

Il en est de même à l'égard des jeunes filles; — même direction, mêmes résultats; — mais pour elles, au physique comme au moral, le mal est plus grand, car un jeune homme, si peu favorisé qu'il soit par la nature, trouve toujours à se marier; presque toujours, même, il ne se décide à accomplir cet acte que lorsqu'il a longtemps et pleinement joui de sa liberté, pour n'apporter ensuite à sa jeune épouse que le peu de santé qui lui reste. La jeune fille, au contraire, si elle est maladive ou déformée, comme elles le sont presque toutes aujourd'hui, quelle sera sa part en ce monde, quelles seront ses joies? Sa part sera l'indifférence de tous; elle ne connaîtra jamais la joie, elle passera sa vie à maudire l'existence et à envier le bonheur d'autrui.

Telle sera l'œuvre des mères qui ne voudront pas comprendre que, pour maintenir l'équilibre dans la santé de leurs enfants, il est d'absolue nécessité de donner tout autant de soins à l'éducation corporelle

de la jeune fille qu'à celle de son esprit. — De combien
de maux serait exempte leur existence, si elles se déci-
daient à suivre ce charitable avis !

Nous recueillons toujours selon que nous avons se-
mé, et le cœur de la mère est invariablement favorisé
des mêmes joies ou accablé des mêmes douleurs que
celui de son enfant : Fais bien, lui dit la Providence,
tu trouveras bien. Et pour ne parler ici que du plus
saint de nos devoirs, bien faire aux yeux de la Providence, c'est d'abord de se servir de sa raison pour ne
donner dans aucun excès, relativement à la formation
de la créature, par respect pour la création ; et ensuite
de diriger avec sagesse son développement, par recon-
naissance pour le Créateur. Manquer à ce devoir, c'est
se rendre volontairement coupable du crime de lèse-
humanité ; c'est prématurément tuer l'homme dans
l'enfant, et amoindrir la mère dans la jeune fille.

Aussi, quand pour élever les petits du bon Dieu,
notre orgueil l'emporte sur notre raison, la justice d'en
haut nous en fait cruellement repentir, en nous en-
voyant à la place de toutes les félicités que la vie heureuse de nos enfants aurait pu nous procurer, toutes
les déceptions et toutes les douleurs que l'oubli de nos
devoirs nous a méritées.

Au milieu de tout ceci, et pour être juste, nous avons
besoin de déclarer que nous n'invoquons l'anathème
sur personne, certain que nous sommes que la majeure
partie du bon sens public est avec nous, et qu'il subit
forcément un défectueux état de choses qui est l'œuvre

de tous, et auquel il est matériellement impossible de se soustraire isolément.

C'est donc sous l'influence de cette pensée que, cédant aux sollicitations qui nous ont été faites, nous avons publié cet opuscule, afin d'apprendre aux vraies mères qui ne sont pas trop préoccupées d'elles-mêmes, que si elles le veulent, à côté du mal que nous venons de signaler, il y a le remède, ainsi qu'on va pouvoir s'en convaincre dans cette brochure même.

Pour mieux préconiser l'importance de l'éducation physique de la femme, indépendamment de la force corporelle qui lui est indispensable pour élever ses enfants, nous croyons opportun de rappeler ici, que, quelle que soit sa position de fortune, le premier de tous les biens pour elle, c'est la santé; de même que, quel que soit son rang, le plus enviable de tous ses prestiges sera toujours sa beauté.

La jeune fille qu'on marie quand elle est belle, est d'avance une femme heureuse; chez l'homme comme chez la femme, les qualités physiques auront toujours le privilége de la suprématie. Celle-ci veut le plus beau, celui-ci la plus belle; à ces conditions, le bonheur des époux, le repos des familles. La santé, la beauté, voilà le secret du bonheur; tout est là, quoi qu'on puisse en penser.

Si les hommes sont les puissants de la terre, il y a au-dessus de leur brutale puissance, une autre puissance qui les subjugue et les enchaîne, un pouvoir qui fait des plus sages des fous, et des plus puissants des esclaves. — Cette puissance des puissances... c'est la beauté ; la beauté, qui fait des miracles, des poëtes, des grands hommes ; la beauté, qui bat monnaie, se change en pont d'or et mène au paradis terrestre ; la beauté, enfin, qui rend les maris constants, les femmes heureuses, et gouverne le monde. Mères de famille, ne l'oubliez pas !

Eh bien ! si la beauté est un talisman, cela reconnu, que reste-t-il à faire pour arriver à ce réel bonheur dont nous venons de parler ?

Il faut que, tout en formant l'esprit et le cœur de son enfant, la mère ne néglige rien de tout ce qui peut contribuer au développement de sa grâce corporelle, afin qu'en aucune circonstance, aucun point de comparaison avec les autres femmes ne puisse lui être défavorable dans l'esprit de son époux.

Car, nous l'avons déjà dit et nous le répétons, le plus sûr garant du bonheur conjugal, c'est la beauté.

Ne l'oubliez pas, ne l'oubliez pas, mères de famille ! ou ne vous en prenez qu'à vous-mêmes, si un jour vous avez à gémir sur le sort de vos enfants, que l'oubli de vos devoirs aura fait vos victimes !

De tous les maux qui affligent l'humanité dans son jeune âge, le plus redoutable, le plus difficile à combattre, c'est le rachitisme. — Et de toutes les difformités qu'il engendre, la plus à redouter pour les mères, c'est la déviation de l'épine dorsale.

Quand, en parlant d'une jeune fille, on a dit : elle

est bossue ! c'est comme si l'on disait : elle est perdue pour le monde. Et puisque nous voici arrivé au cœur de la question, nous ne la quitterons plus, dans l'espoir d'arriver plus promptement à la solution.

Donc, pour ne plus parler que des déviations de la taille, qui menace aujourd'hui les deux tiers de la génération actuelle, il faut que l'on sache que, à l'exception des procédés que j'apporte, nul ne possède de moyens propres à les guérir.

Tout en reconnaissant les persévérantes et louables tentatives faites par des hommes dévoués dans l'espoir de trouver un remède efficace, je dois déclarer ici qu'elles sont restées sans résultat, que cela soit dit seulement dans l'intérêt de l'humanité qui a le plus pressant besoin de savoir à quoi s'en tenir sur une question qui intéresse à un si haut degré toutes les classes de la société.

La cause de l'insuccès des praticiens de tous les temps, est de n'avoir jamais bien compris la véritable cause du mal; c'est ce qui fait que depuis les temps les plus reculés jusqu'à nos jours, pour redresser une dépression de la taille, on n'a jamais eu recours à d'autres moyens qu'à celui de la mécanique.

De l'horrible mécanique, qui, par un tirage incessant sur l'épine dorsale, provoque le décolement des vertèbres et augmente leur dislocation au lieu d'arriver au contraire à les consolider entre elles.

L'horrible mécanique sous toutes ses formes, tantôt debout, tantôt couché.

Couché, on place la victime sur un lit armé de barres de fer et de vis à pression, ce qui la met dans un état de souffrance tel que, sans jamais en avoir guéri une seule, on en a tué bon nombre; voici pour le premier moyen. Quant au second, qu'on emploie de même aujourd'hui, il ne guérit pas davantage, mais il tue moins vite; je veux parler du corset à tuteur.

Le corset à tuteur est garni de deux tiges en fer, l'une du côté droit et l'autre à gauche; lesquelles après avoir pris leur point d'appui sur les hanches, remontent ensuite en forme de béquille se placer sous les bras du malade pour soutenir la partie supérieure du corps, afin de débarrasser l'épine dorsale du poids sous lequel elle faiblit.

Eh bien ! je le demande : quand on a comprimé la respiration du malade dans ce corset mécanique, quel résultat a-t-on obtenu? Celui qu'on obtient quand on étaie une vieille maison avec des poutres pour l'empêcher de s'affaisser sur elle-même.

Quand vous placez des béquilles sous les bras d'un boîteux, vous ne lui avez pas pour cela guéri les jambes. Eh bien ! retirez les poutres à la maison, les béquilles au boîteux, le corset à la jeune fille, et ni l'un ni l'autre ne se tiendront debout. Voilà où nous en sommes aujourd'hui relativement aux déviations de l'épine dorsale.

Après avoir constaté le mal, nous allons, en quelques lignes, signaler le remède; ceci s'adresse à la mère de famille.

L'épine dorsale est une tige osseuse qui à elle seule supporte tout le poids de la partie supérieure de notre corps ; et lorsque cette tige osseuse se courbe sous le poids qu'elle supporte, cela est causé par l'affaiblissement des muscles, qui seuls lui servent de tuteurs, lesquels s'étant affaiblis, n'ont plus assez de puissance pour la maintenir droite.

Car ce sont les muscles qui font que notre corps se tient droit, se courbe et se redresse, et non pas les os, qui au contraire ne peuvent se tenir debout et se réunir entre eux que par le secours des muscles qui leur servent de ligatures et de tuteurs. — Voici la cause du mal.

Eh bien! puisqu'il nous est démontré que le mal est causé par le relâchement de la fibre musculaire qui cause indubitablement la faiblesse des muscles, il devient superflu de dire que pour pouvoir remédier à ce mal, il suffit de fortifier les muscles. Il est donné au plus simple bon sens de comprendre que la faiblesse corporelle engendre les vices de conformation et que la force musculaire les exlut. Qui donc oserait contester cette vérité ; eh bien! fortifiez et vous guérirez, cela, je crois, n'est ni abstrait ni embrouillé (Voici le remède).

Oui, mais, comment fortifier ; de quelle manière, et avec quoi ; à qui appartient le don de fortifier, de qui est-ce la spécialité? Est-ce au pharmacien, à l'orthopédiste ou au gymnasiarque, sont-ce les médicaments ou les olympiades qui ont formé les gladiateurs de l'antiquité? qu'en pense-t-on.

L'aveugle routine prétendra-t-elle encore que pour guérir le rachitisme, il suffit de boire les meilleurs vins et manger les meilleures viandes, quand les trois quarts de ceux qui en sont atteints sont précisément ceux qui vivent dans l'opulence, et qui eux-mêmes seraient exempts de ces affections, s'ils étaient obligés de travailler pour vivre.

Il est temps de se rendre à l'évidence et de sortir de la routine pour entrer dans la voie du progrès. — Pour guérir, je le répète, il faut fortifier, — d'après le système que j'apporte à la société. Celui-là n'a aucun rapport avec quoi que ce soit, qu'on fasse ou qu'on ait jamais fait, et il suffit d'en voir faire l'application pour comprendre immédiatement son efficacité, et reconnaître qu'il est le seul possible. De plus, je déclare qu'il est ma propriété exclusive ; mon œuvre personnelle, et je défie publiquement qui que ce soit, d'oser m'en contester la paternité.

Depuis que j'ai fait cette providentielle découverte, j'ai guéri 23 déviations dont 16 à Paris et 7 à l'étranger ou j'ai été mandé par les plus grands personnages de l'Europe, et ce qui, je crois, mérite d'être signalé en passant, c'est que, au nombre de ces 23 guérisons authentiques il y a 3 enfants de médecins célèbres, qui plus capables que tout autre d'apprécier ont daigné m'honorer de leur confiance.

Ce traité sera orné de figures représentant les différents exercices que d'abord on devra faire faire à l'enfant pour le fortifier, et ensuite les différentes positions qu'on devra lui faire prendre pour le redresser.

Une fois en possession de ce petit livre, la mère pourra à son gré donner à ses enfants sans secours ni conseils de personne, la force, la grâce et la santé ; et cela sans sortir de chez elle, dans le plus petit cabinet, à l'abri de toute indiscrétion.

Pour obtenir la guérison, il n'y a rien à apprendre, il suffit de regarder les différentes figures qui indiquent les positions à prendre et de lire les quelques lignes qui leur servent d'application.

D'ailleurs comme le tirage de cet ouvrage ne doit pas dépasser 1,000 exemplaires, envers toutes les personnes qui lui en feront la demande, M. DURIER s'engage à l'avance à remettre lui-même au domicile de chaque souscripteur, l'ouvrage annoncé par lui dans la présente brochure.

De cette manière, il sera en mesure de pouvoir répondre à toutes les questions que chacun pourrait lui adresser. Voilà, comme parle l'homme qui ne craint pas plus d'être minutieusement examiné qu'avidement questionné.

CONDITION DE LA SOUSCRIPTION

La somme de 25 francs sera remise en échange de l'ouvrage.

Les souscripteurs sont prévenus que ce système s'explique en quelques pages, ce qui le rend précieux; et qu'au lieu d'être un gros volume, inutile comme il y en a tant d'écrit sur l'éducation physique, c'est tout simplement un secret, un secret avec lequel on pourra avantageusement contrebalancer les dommages causés au corps des jeunes enfants, par l'éducation intellectuelle commencée trop tôt.

On souscrit chez CHARLET, éditeur.

SOUS PRESSE POUR PARAITRE INCESSAMMENT :

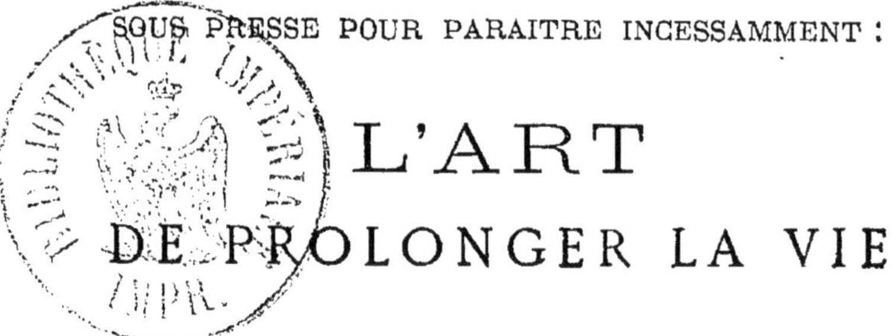

Paris. — Typ. de CH. MARÉCHAL, cour des Petites-Écuries, 16.